生物技术科普绘本
人体免疫学卷

人体王国保卫战

新叶的神奇之旅 II

中国生物技术发展中心　编著

科学顾问　王福生

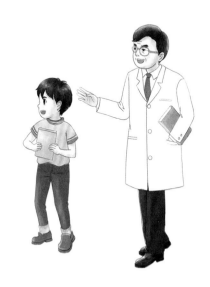

科学普及出版社

·北京·

新叶的小伙伴

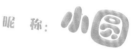

昵　称：**小圆**

学　名：造血干细胞

分　布：骨髓

功　能：它是骨髓里的小天使，是所有血细胞的共同来源。它会七十二变，可以变化成各种各样的血细胞，同时还具有"分身术"，可以变化出很多个相同的自己。

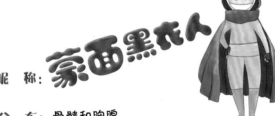

昵　称：**蒙面黑衣人**

分　布：骨髓和胸腺

功　能：能清除伤害组织细胞居民和失去消灭敌人能力的T细胞、B细胞，从而维持免疫系统的正常功能。蒙面黑衣人是一个形象化的比喻，代表机体通过精妙的机制诱发这些细胞的死亡。

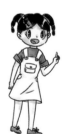

姓　名：**婷婷**

性　别：女

年　龄：8岁

简　介：活泼开朗、勤学好问的小女孩，是新叶的好朋友。

昵　称：

学　名：肥大细胞

武　器：小型连发手炮

功　能：分泌多种细胞因子（如组胺等），参与免疫调节，存在于组织中。

昵　称：

学　名：嗜碱性粒细胞

武　器：火枪

功　能：嗜碱性粒细胞内含有颗粒，颗粒内含有组胺、肝素和过敏性慢反应物质等，存在于血液中。

昵　称：花粉宝宝

学　名：花粉

特　征：引起花粉过敏的过敏原。

新叶的小伙伴

昵 称：**胖胖**

学 名：脂肪细胞

分 布：脂肪组织

功 能：负责储存胆固醇等脂质成分。它们是脂肪组织的主要成分，肥头大耳，位于人体皮下和内脏周围，手牵着手构成一个网络，像是能量储存库。

昵 称：**小白帽**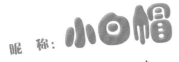

学 名：调节性T细胞

分 布：各免疫组织器官和有免疫细胞浸润的其他组织

功 能：它是T细胞战士中的警察哥哥，平时带着白帽子，专门治理为非作歹、不服从管教的T细胞战士。它还经常行侠仗义，顺带管理活化后难以控制的NK细胞战士和巨噬细胞战士等多种免疫细胞战士，维持整个免疫部队的稳定。

昵 称：**苗苗**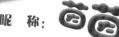

学 名：抑炎因子

分 布：分布在全身各处

功 能：IL-10等抑炎因子主要由调节性T细胞等免疫细胞战士释放，发挥免疫抑制作用，限制其他细胞的过度活化。

小丑八怪们

昵　　称：炎炎

学　　名：促炎因子

致病特性：TNF-α、MCP-1 等促炎因子和趋化因子，由巨噬细胞等免疫细胞战士合成释放，参与全身炎症反应。

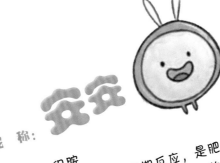

昵　　称：安安

学　　名：组胺

特　　征：参与过敏反应期反应，是肥大细胞和嗜碱性粒细胞分泌的一种物质。

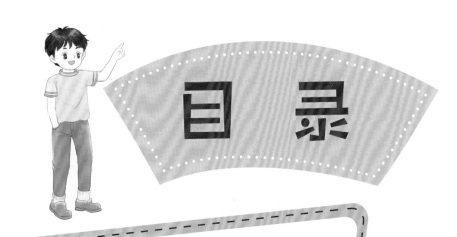

目 录

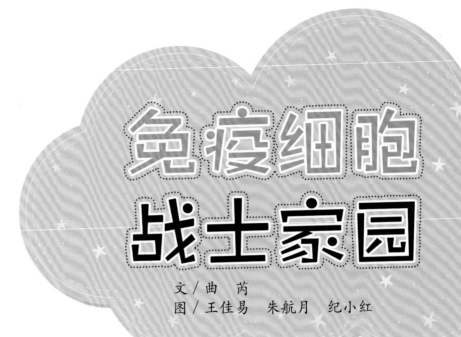

免疫细胞战士家园

文／曲　芮

图／王佳易　朱航月　纪小红

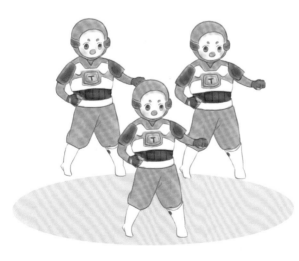

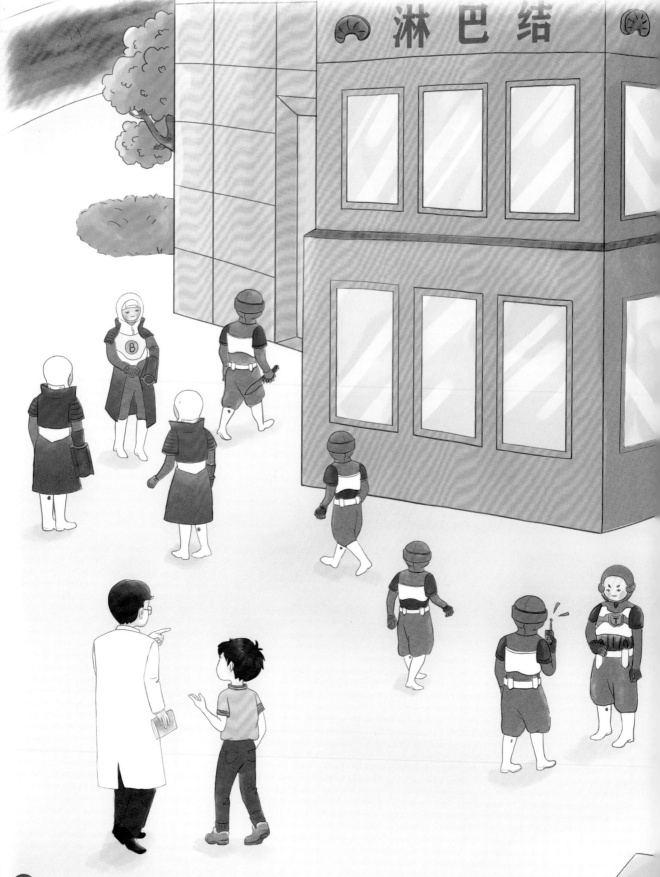

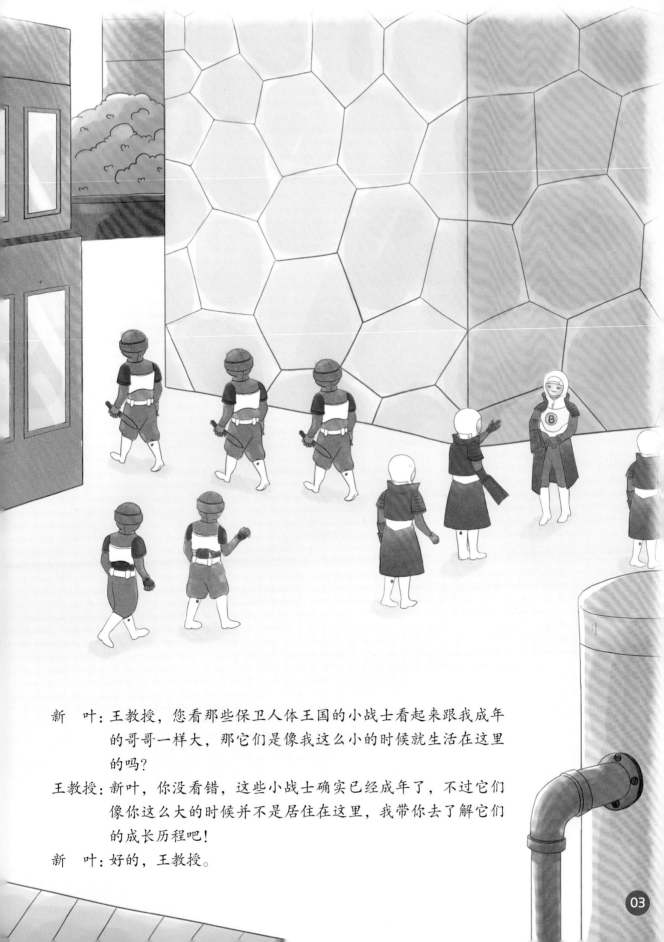

新　叶：王教授，您看那些保卫人体王国的小战士看起来跟我成年的哥哥一样大，那它们是像我这么小的时候就生活在这里的吗？

王教授：新叶，你没看错，这些小战士确实已经成年了，不过它们像你这么大的时候并不是居住在这里，我带你去了解它们的成长历程吧！

新　叶：好的，王教授。

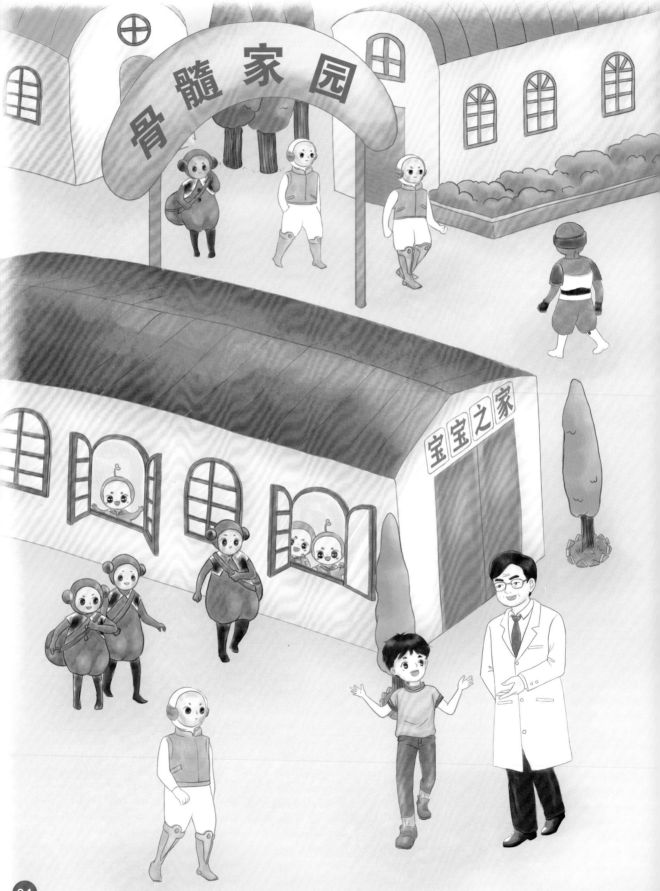

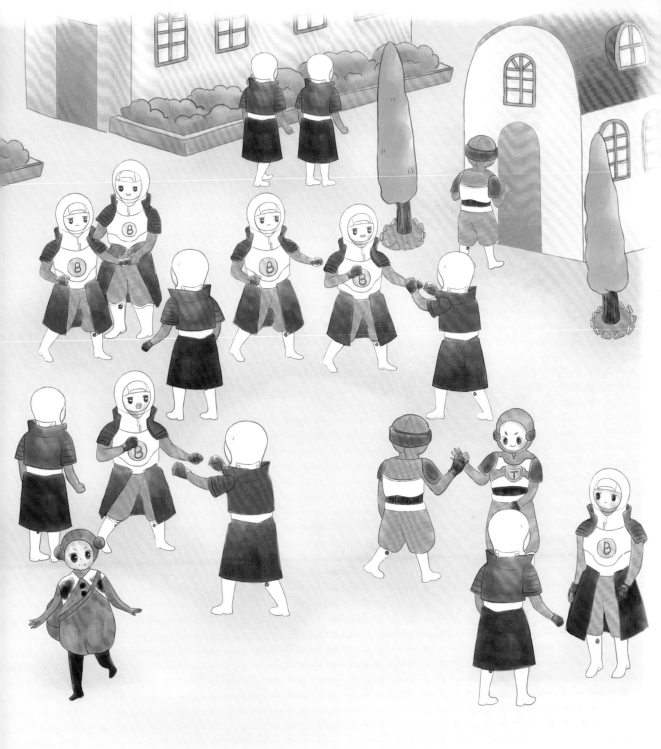

新　叶：哇，王教授，这是哪里？像是一个小朋友的家园。

王教授：这里是骨髓，就是未成年免疫细胞小战士出生、成长的地方。它们在这
　　　　里学习，进而成长为人体王国所需类型的免疫细胞战士。我们去不同类
　　　　型免疫细胞小战士成长的地方参观一下吧！

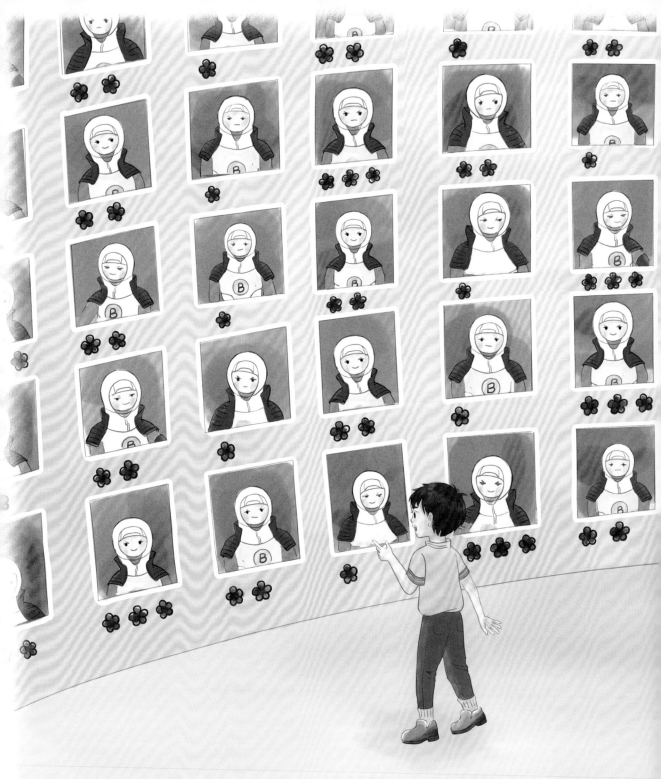

王教授：B 细胞战士发育成熟的主要场所也在骨髓，这些都是优秀的 B 细胞小战士。

新　叶：它们可真厉害！

王教授：是的，接下来我们去另一个免疫细胞小战士家园参观一下。

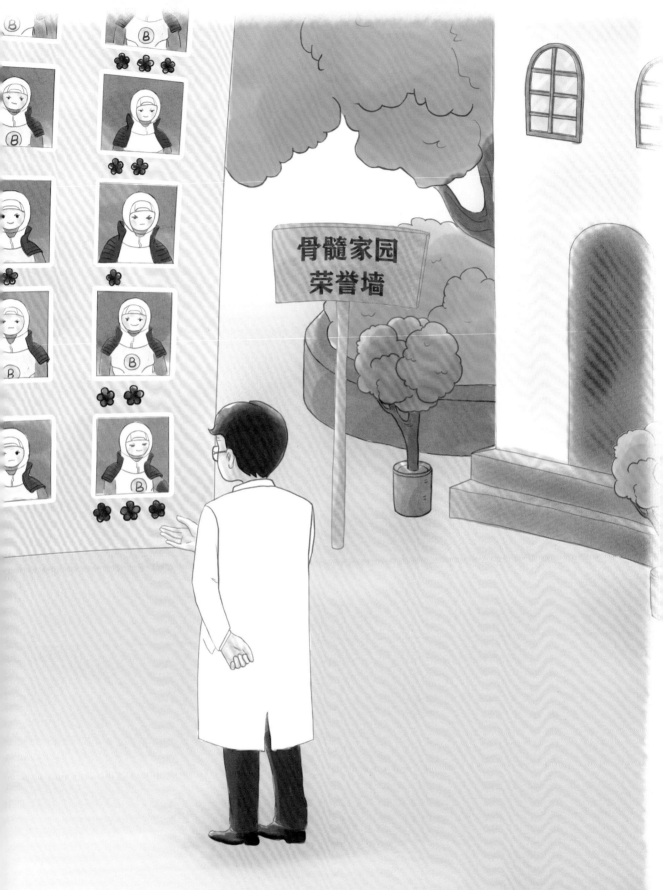

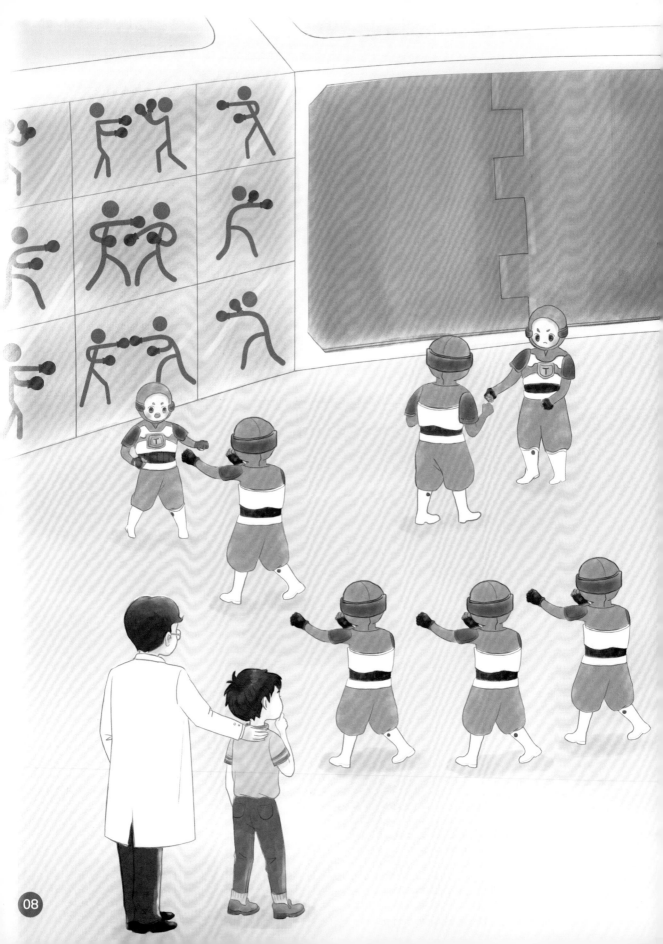

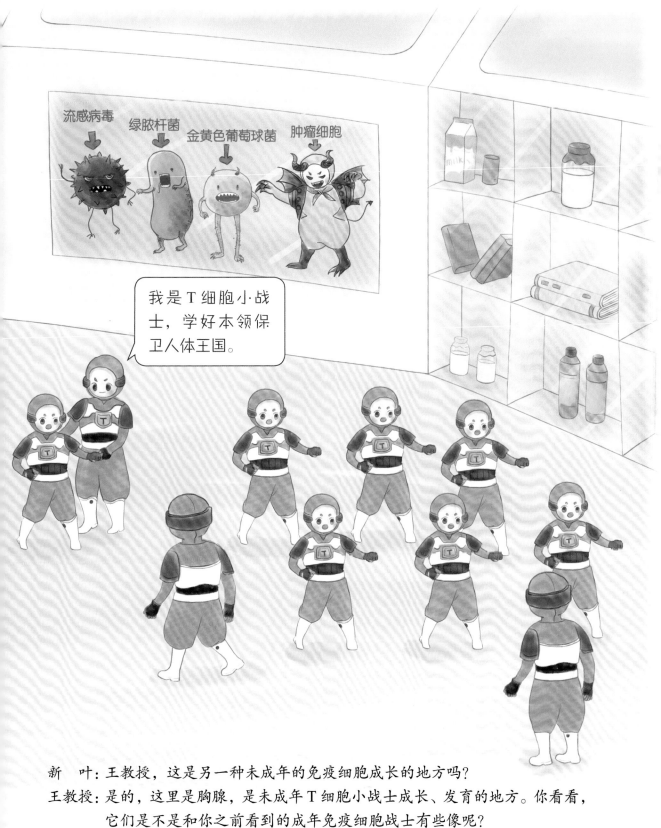

新　叶：王教授，这是另一种未成年的免疫细胞成长的地方吗？

王教授：是的，这里是胸腺，是未成年 T 细胞小战士成长、发育的地方。你看看，它们是不是和你之前看到的成年免疫细胞战士有些像呢？

新　叶：是的，可是为什么未成年的免疫细胞不和成年的免疫细胞战士住在一起呢？

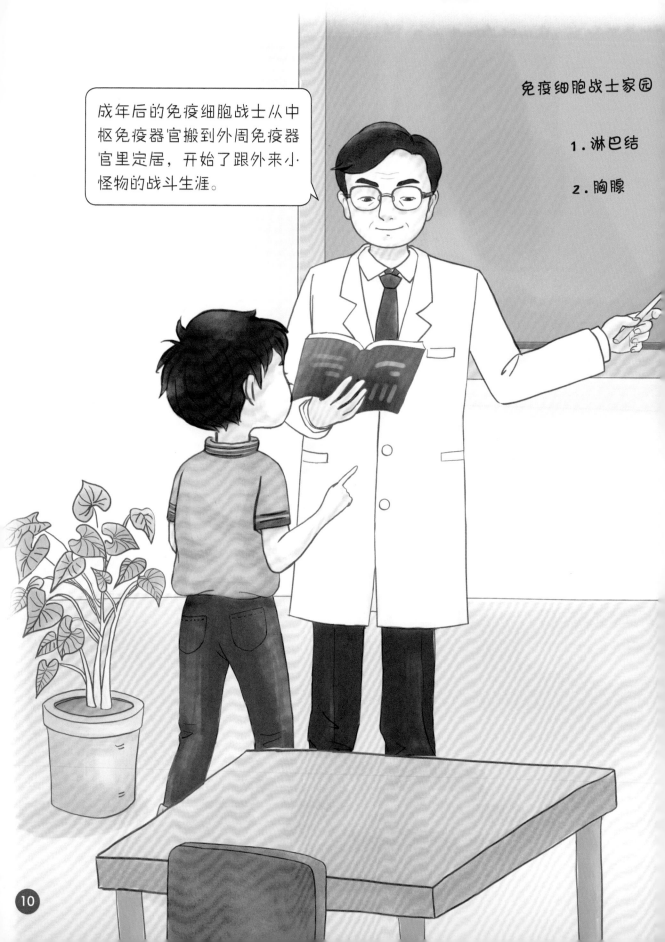

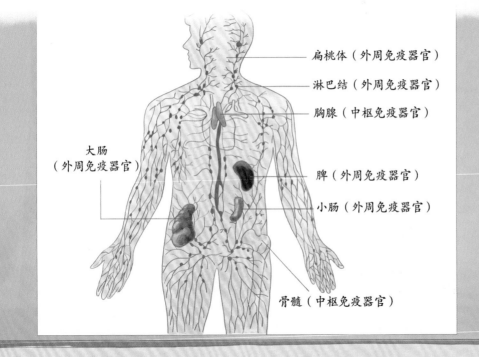

扁桃体（外周免疫器官）

淋巴结（外周免疫器官）

胸腺（中枢免疫器官）

大肠
（外周免疫器官）

脾（外周免疫器官）

小肠（外周免疫器官）

骨髓（中枢免疫器官）

T 细胞

B 细胞

中枢免疫器官是免疫细胞产生、分化和成熟的场所，由骨髓及胸腺组成；外周免疫器官是免疫应答的场所，由淋巴结、脾脏及扁桃体等组成。

新　叶：哦！原来是这样，谢谢您带我参观了免疫细胞战士家园，我也要向它们学习，长大后为社会做贡献。

王教授：希望新叶把今天学到的知识更多地分享给身边的小伙伴，让更多的小朋友了解人体王国中的免疫细胞小战士们，加强体能训练，并且做到不挑食、营养全面，这样免疫细胞小战士们会更强壮的。

新　叶：好的，王教授，我一定做到！

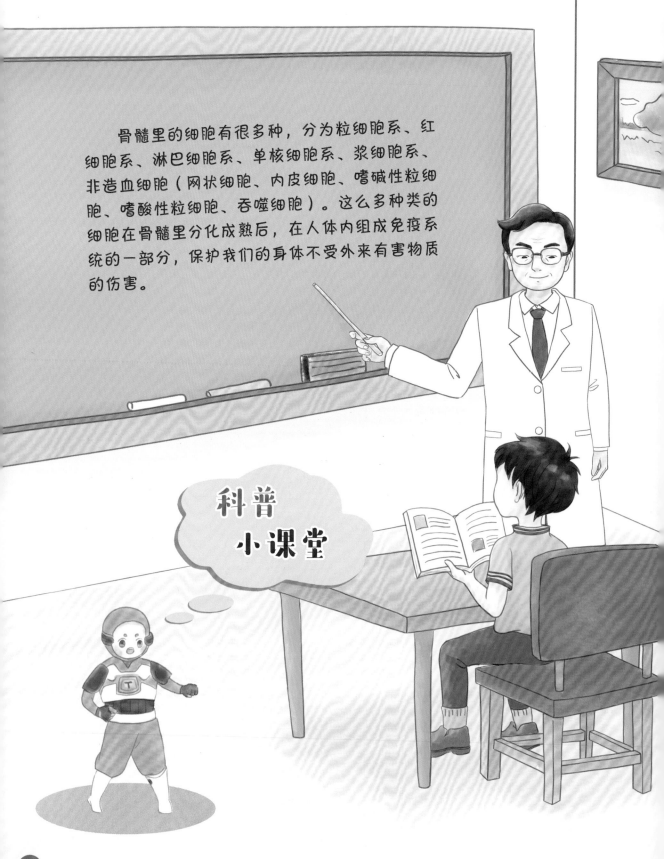

骨髓里的细胞有很多种，分为粒细胞系、红细胞系、淋巴细胞系、单核细胞系、浆细胞系、非造血细胞（网状细胞、内皮细胞、嗜碱性粒细胞、嗜酸性粒细胞、吞噬细胞）。这么多种类的细胞在骨髓里分化成熟后，在人体内组成免疫系统的一部分，保护我们的身体不受外来有害物质的伤害。

科普
小课堂

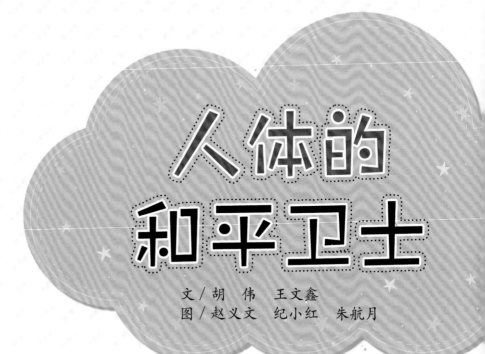

人体的和平卫士

文／胡　伟　王文鑫
图／赵义文　纪小红　朱航月

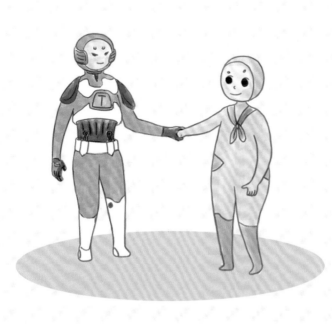

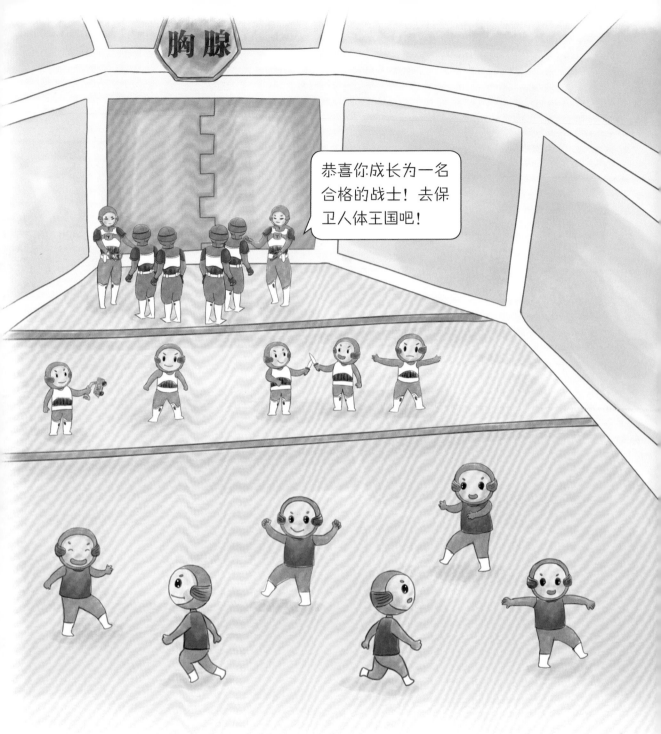

新　叶：王教授，这两个训练营分别是什么啊？

王教授：它们是 T 细胞训练营和 B 细胞训练营，是 T 细胞和 B 细胞发育和成熟的地方。

新　叶：哇，T 细胞和 B 细胞正在茁壮成长啊！

王教授：是的，它们只有成长到具备相应功能的时候，才有机会去执行任务，我带你近距离看一下。

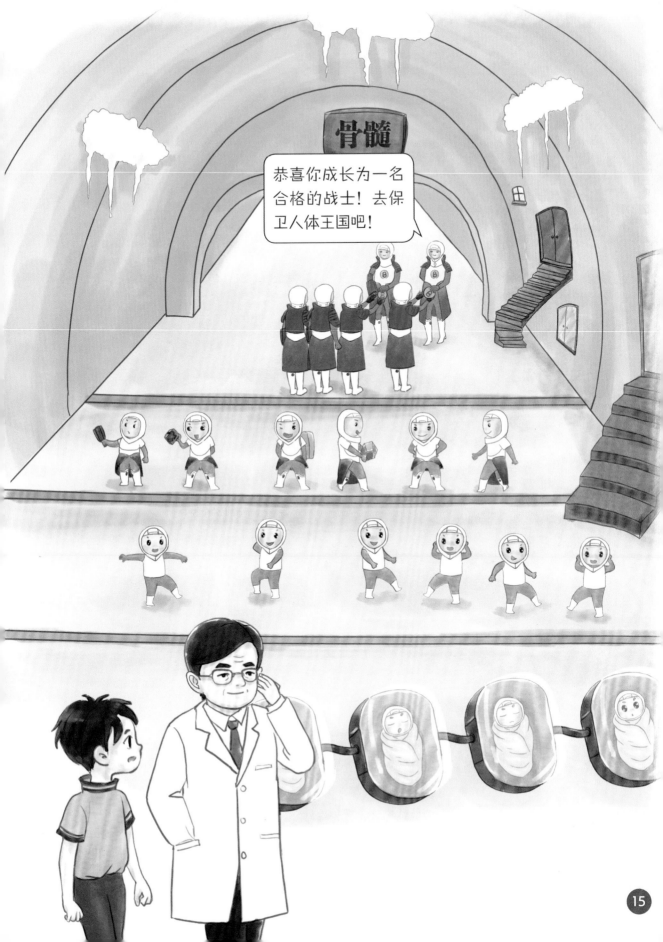

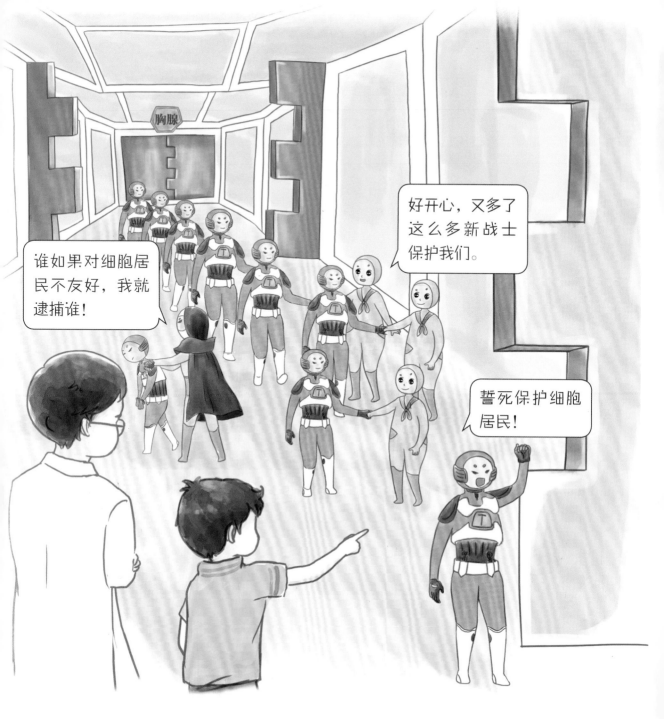

新　叶：哇，有的 T 细胞和 B 细胞已经成功地走出了第一道大门。

王教授：这说明它们已经有能力执行任务了，但在执行任务之前还要通过一次
　　　　检验。

新　叶：是指经过第二道门吗?

王教授：是的，它们在走出第二道门之前，要同人体王国里的所有细胞居民碰面，
　　　　熟悉它们的相貌特征。做不到这一点的 T 细胞和 B 细胞就会被清除掉，
　　　　也就没机会去执行任务了。

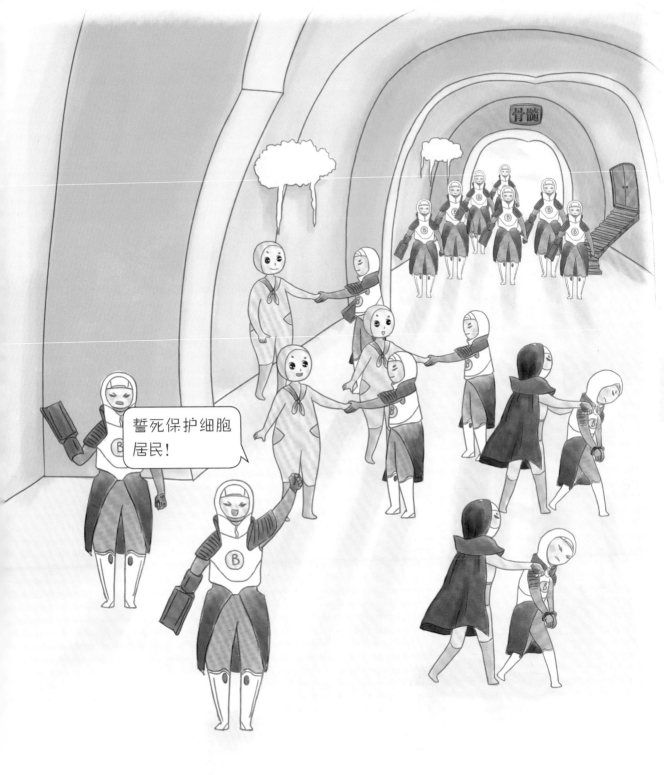

新　叶：我明白了，那些能走出第二道大门的 T 细胞战士和 B 细胞战士都是保卫
　　　　人体王国的和平卫士。

王教授：是的，之后它们就可以识别人体王国的细胞居民了，对于外来入侵者，
　　　　它们会英勇战斗。

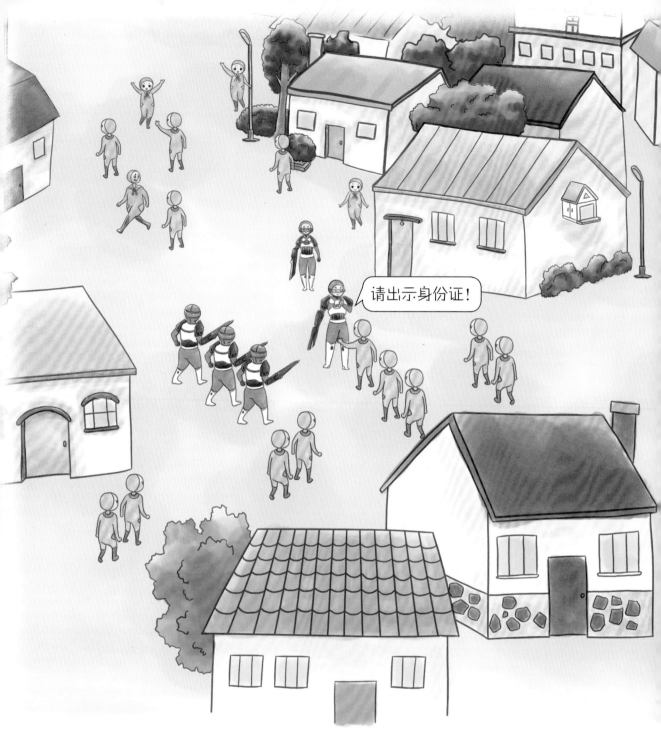

王教授：除了 T 细胞战士和 B 细胞战士，NK 细胞战士也是人体王国的和平卫士。

新　叶：它们熟悉人体王国细胞居民的方式也跟 T 细胞战士和 B 细胞战士的一样吗？

王教授：不一样的，NK 细胞战士可以直接检查所有人的身份信息。如果有身份证，则证明是王国的细胞居民，就可以正常放行；如果没有身份证，NK 细胞战士就会把它们视为敌人，进行战斗。

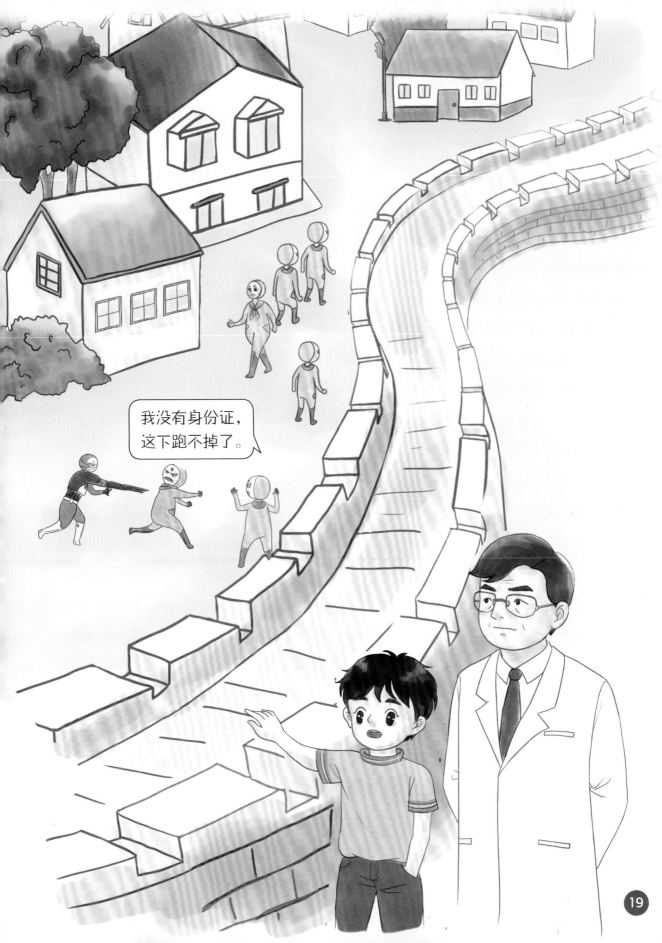

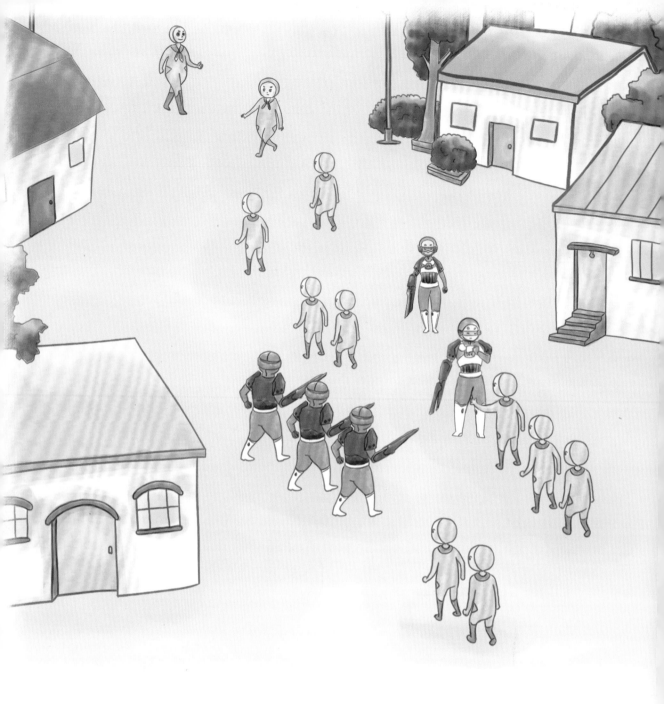

新　叶：王教授，您看！为什么那些有身份证的人还会被杀伤呢？

王教授：因为它们的身份信息已经被篡改了，企图蒙混过关，但它们又怎么可能蒙骗得了我们的 NK 细胞战士呢！

新　叶：什么是"身份信息篡改"呢？

王教授："身份信息篡改"就是细胞居民在被病毒感染或者癌变的过程中，会失去原有的细胞居民功能，所以它们已经不能算是人体王国的细胞居民了。

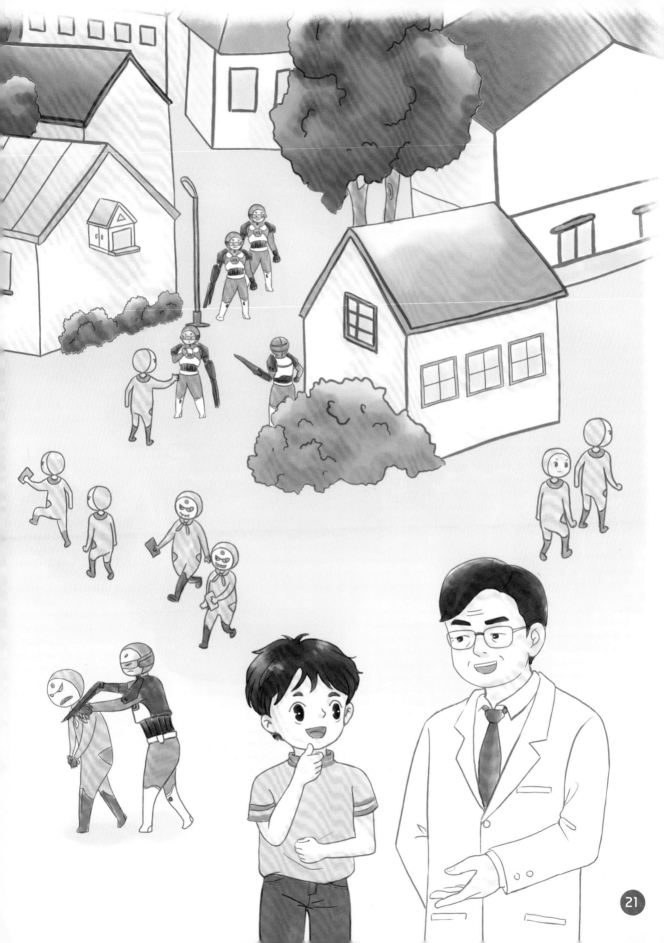

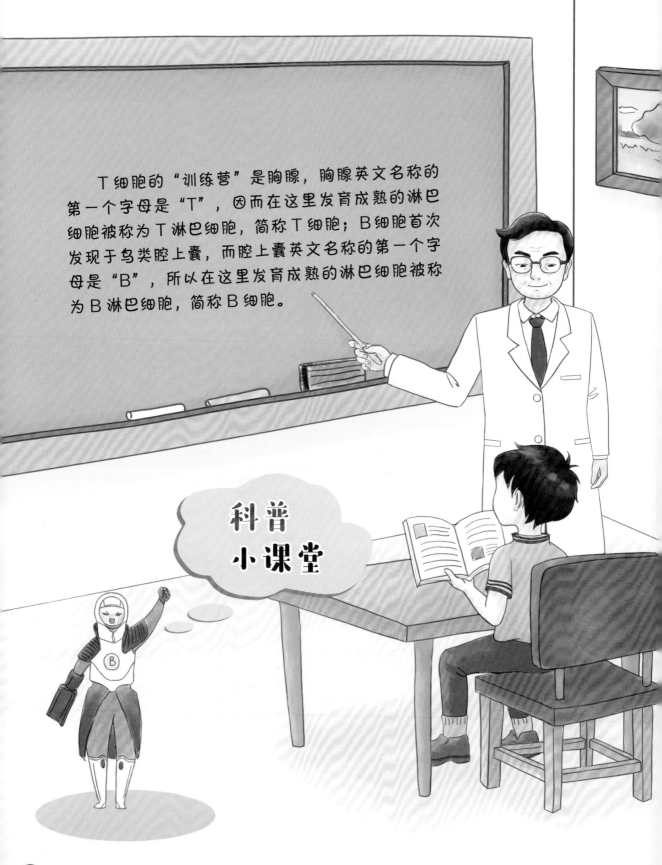

T细胞的"训练营"是胸腺，胸腺英文名称的第一个字母是"T"，因而在这里发育成熟的淋巴细胞被称为T淋巴细胞，简称T细胞；B细胞首次发现于鸟类腔上囊，而腔上囊英文名称的第一个字母是"B"，所以在这里发育成熟的淋巴细胞被称为B淋巴细胞，简称B细胞。

科普
小课堂

三种正常免疫反应

文/谢云波

图/王佳易　朱航月　纪小红

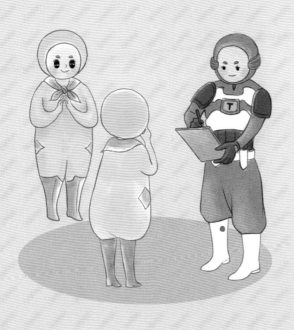

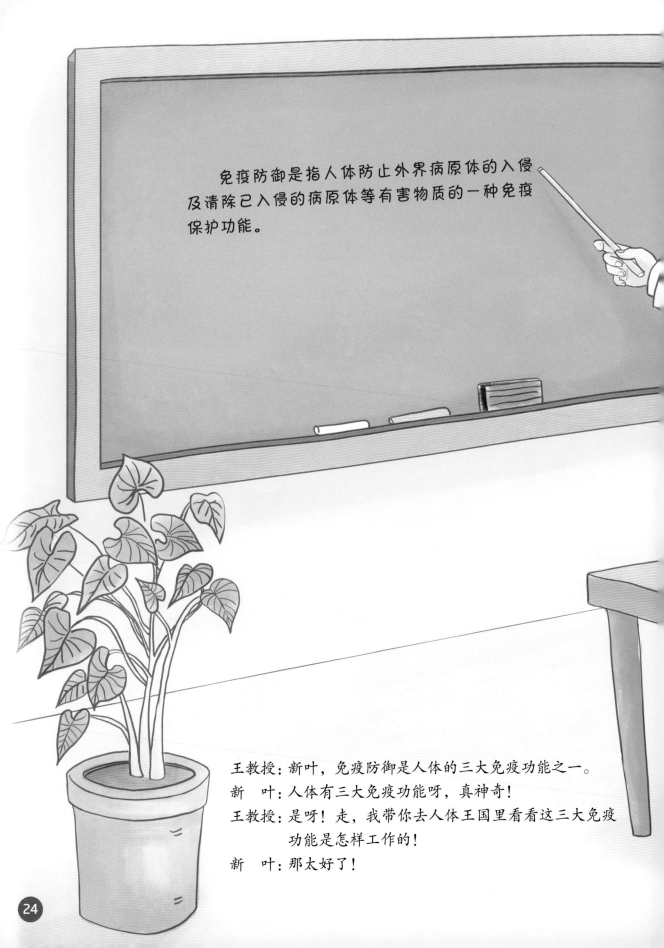

免疫防御是指人体防止外界病原体的入侵及清除已入侵的病原体等有害物质的一种免疫保护功能。

王教授：新叶，免疫防御是人体的三大免疫功能之一。

新　叶：人体有三大免疫功能呀，真神奇！

王教授：是呀！走，我带你去人体王国里看看这三大免疫功能是怎样工作的！

新　叶：那太好了！

24

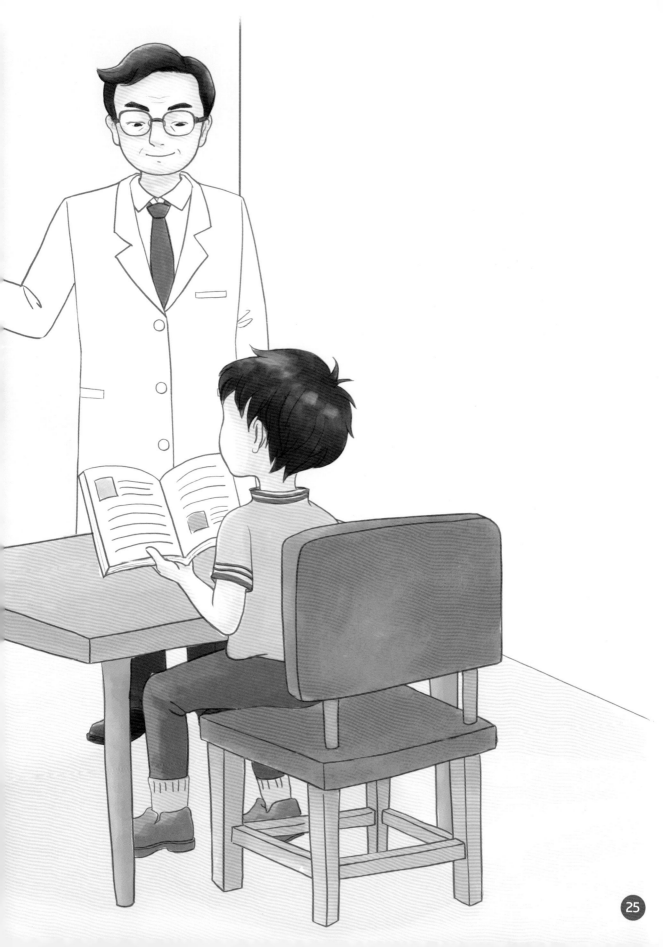

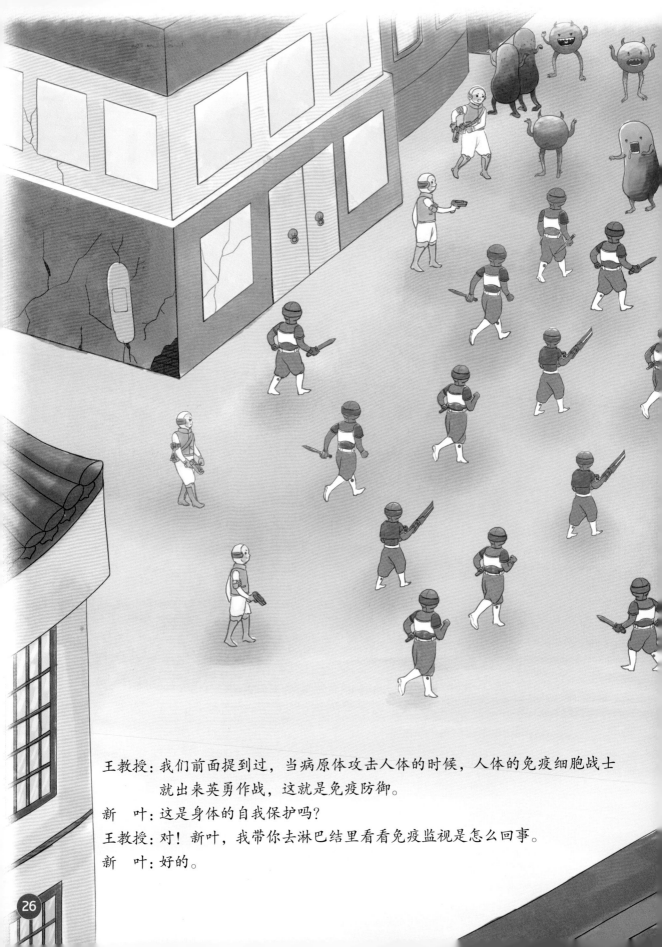

王教授：我们前面提到过，当病原体攻击人体的时候，人体的免疫细胞战士
就出来英勇作战，这就是免疫防御。

新　叶：这是身体的自我保护吗？

王教授：对！新叶，我带你去淋巴结里看看免疫监视是怎么回事。

新　叶：好的。

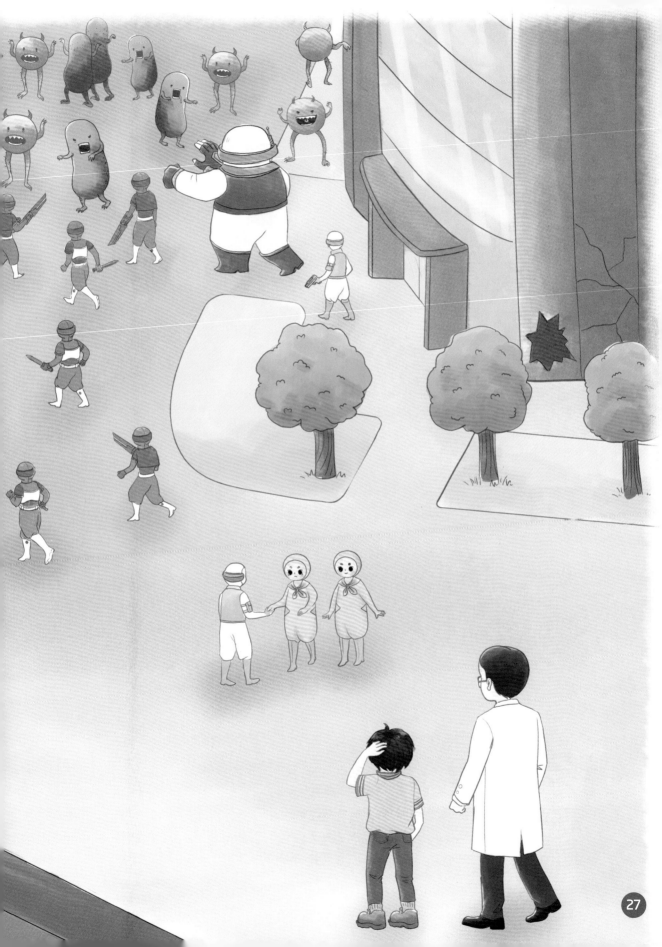

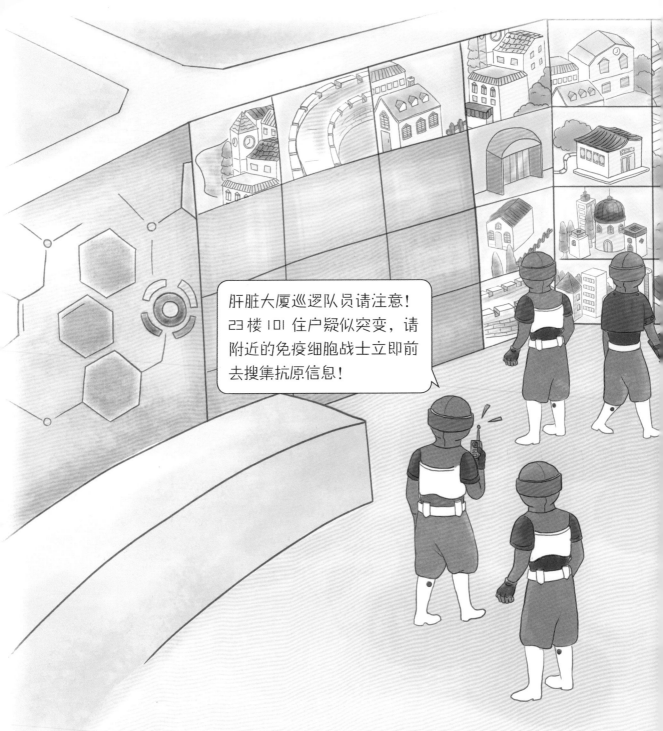

新　叶：原来淋巴结里面是这样的啊！

王教授：淋巴结有很多免疫功能，这里是免疫监视中心。

新　叶：那它们是发号施令的人吗？对人体王国有什么作用呢？

王教授：人体王国中可能会有一些细胞居民经受不住诱惑变成坏人，也有一些潜
　　　　藏在城堡内未被发现的被病毒怪物感染的细胞居民。监视中心就是要找
　　　　到这些细胞居民，并且清除一些无可救药的顽固分子。

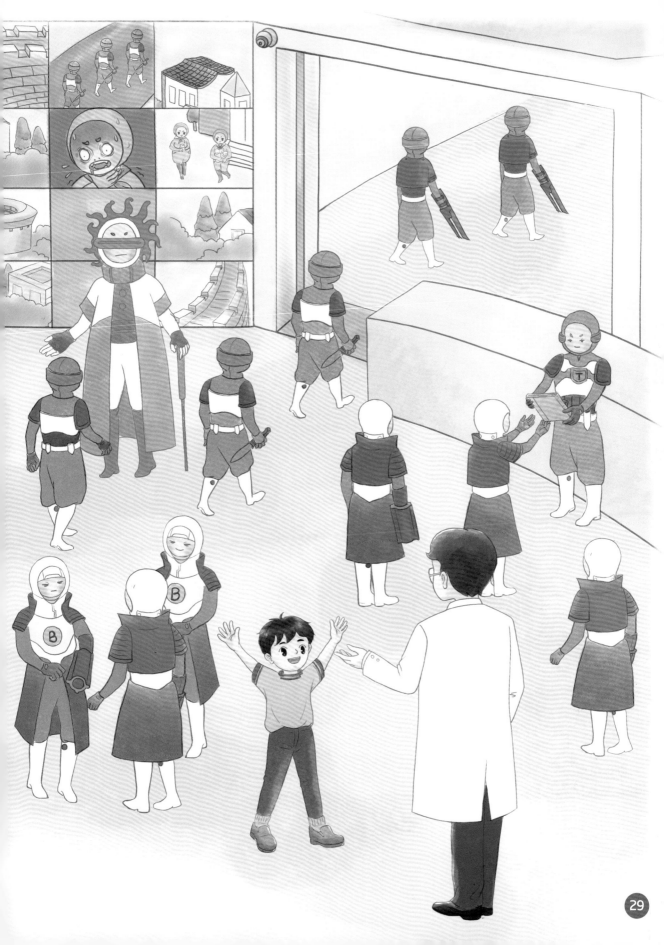

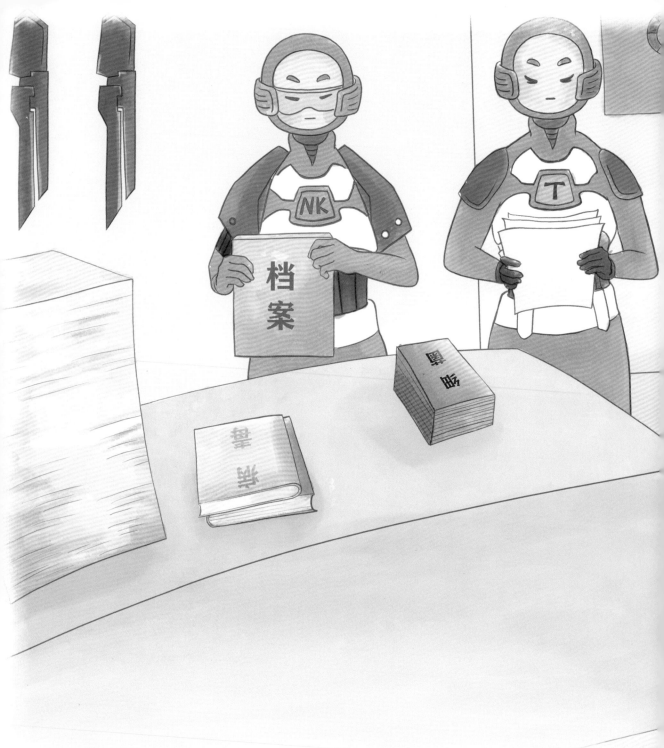

新　叶：原来免疫防御就是指抵御外敌侵略，免疫监视是指清除内患。

王教授：说得很对！一旦免疫监视功能被破坏，人体王国中就有可能出现癌细胞
　　　　怪物，躲在居民家里的病毒怪物也会大量繁殖，到那时候就麻烦了！

新　叶：嗯，监视中心太重要了，我们去看看免疫稳定吧！

王教授：好的！

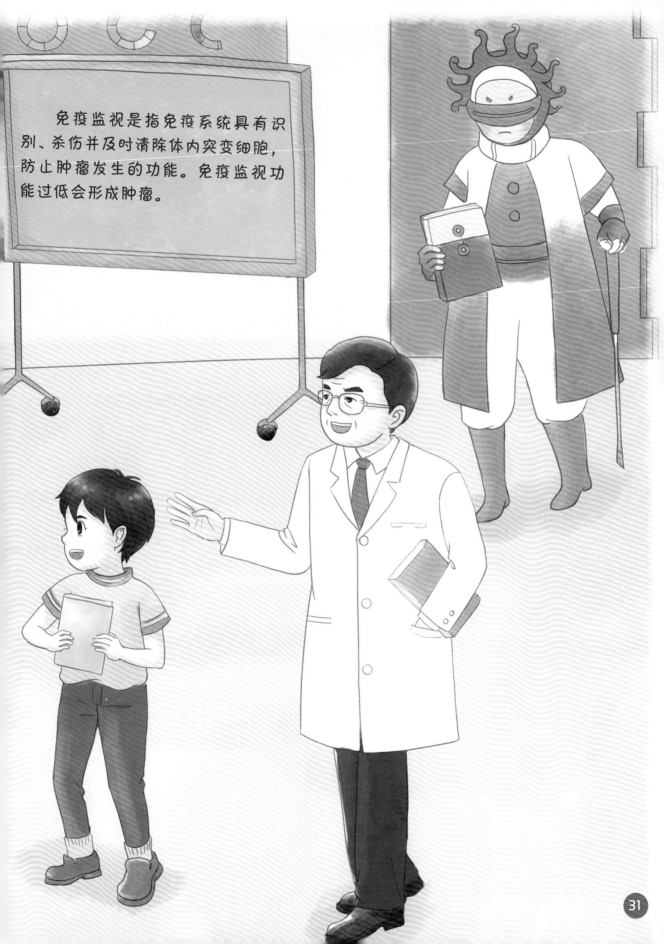

　　免疫监视是指免疫系统具有识别、杀伤并及时清除体内突变细胞，防止肿瘤发生的功能。免疫监视功能过低会形成肿瘤。

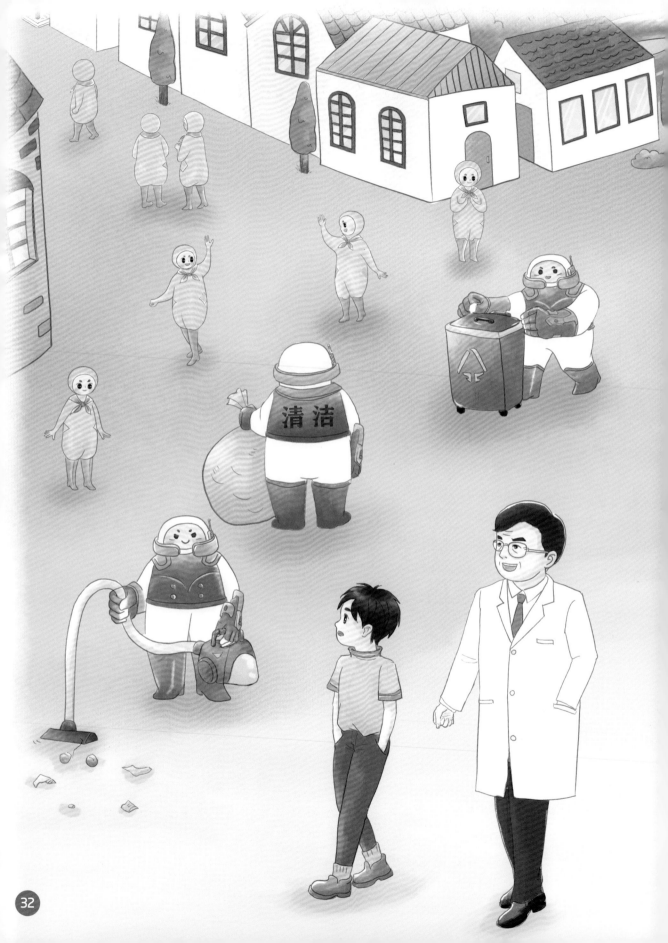

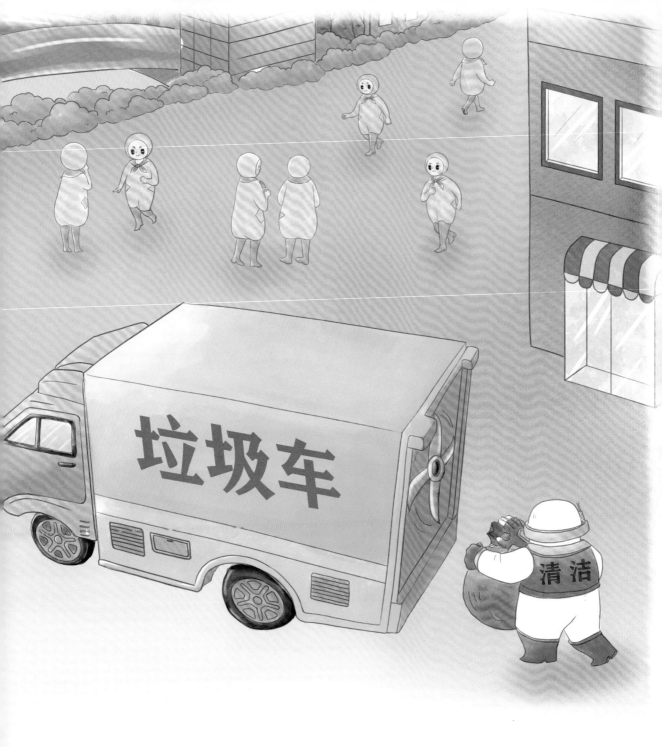

新　叶：免疫细胞战士居然还负责清理垃圾的工作啊！

王教授：对啊！人体王国内时刻都有大量的细胞居民因为衰老或者各种损伤而死
　　　　亡。如果这些尸体没有被及时清理，人体王国很快就会变得乌烟瘴气了。

新　叶：免疫细胞战士真是太重要了。

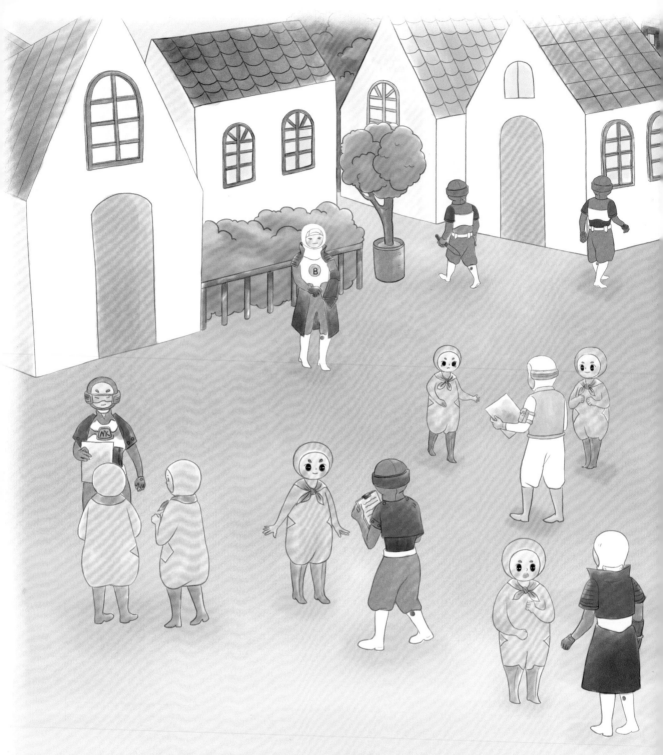

新　叶：这些免疫细胞战士是在行使什么功能呢？

王教授：清除衰老细胞、参与免疫调节，这就是免疫稳定功能。

新　叶：免疫细胞战士的功能好强大啊！

王教授：社会稳定以后才能发展，人体王国也一样。如果内部稳定出现问题，就
　　　　会出现自身免疫性疾病等各种大麻烦。

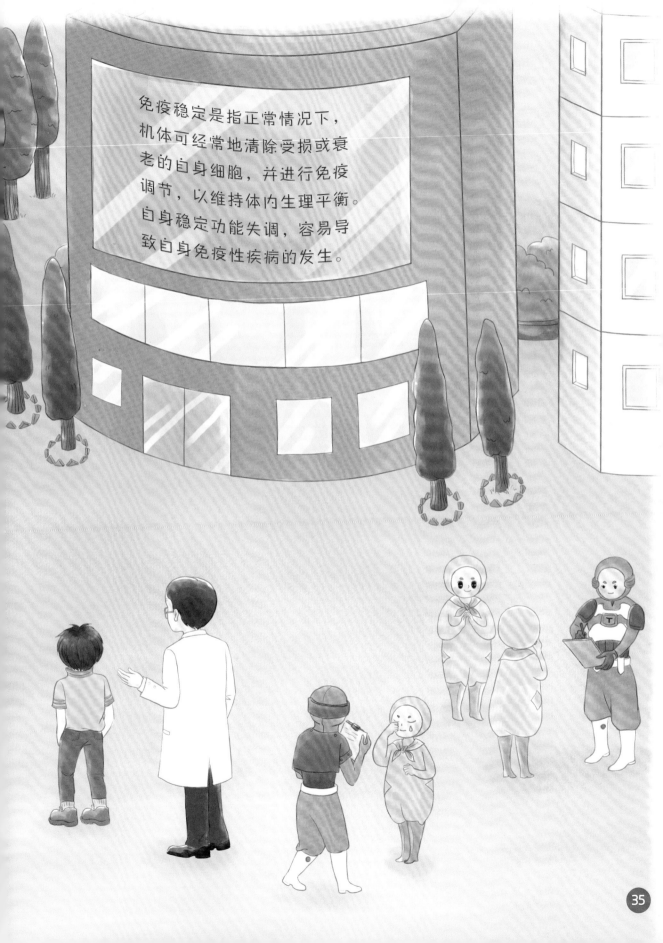

免疫稳定是指正常情况下，机体可经常地清除受损或衰老的自身细胞，并进行免疫调节，以维持体内生理平衡。自身稳定功能失调，容易导致自身免疫性疾病的发生。

人体内主要有三种正常的免疫功能：免疫防御、免疫监视和免疫稳定。免疫系统的防御功能主要保护机体不受损伤，帮助机体消灭外来的病原体，避免发生疾病；免疫监视主要是及时识别和清除染色体畸变或基因突变的细胞，防止肿瘤的发生；免疫稳定主要负责不断清除衰老、死亡的细胞，保持体内的净化更新和动态平衡。

科普
小课堂

小胖胖的脂肪世界

文/胡 伟

图/赵 洋　朱航月　纪小红

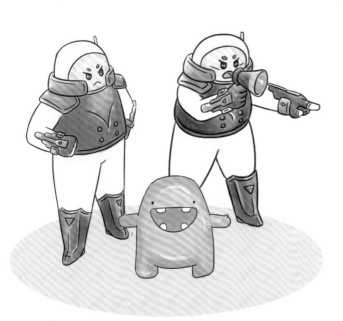

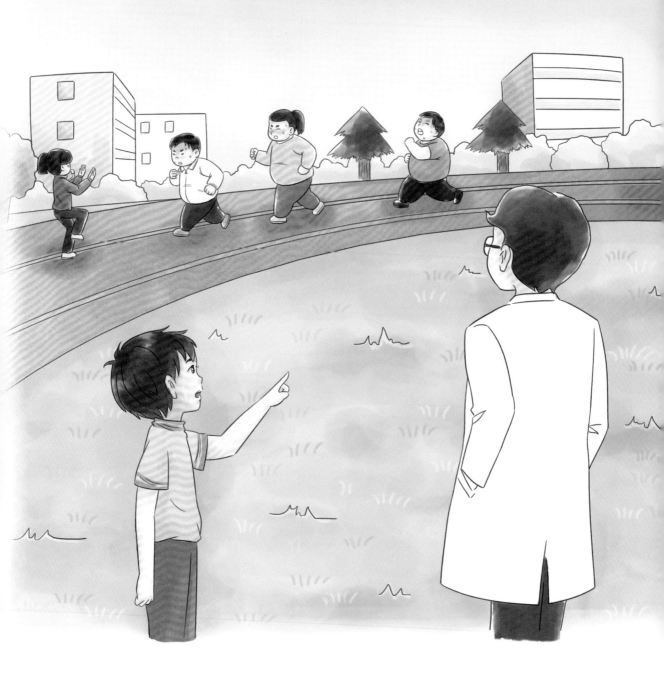

新　叶：王教授，为什么这么多人要减肥啊?

王教授：因为世界卫生组织已确认肥胖症是一种疾病。肥胖是指明显的超重和脂肪堆积，以超重为主的一组症状就是肥胖症。因此，很多人要减肥啊!

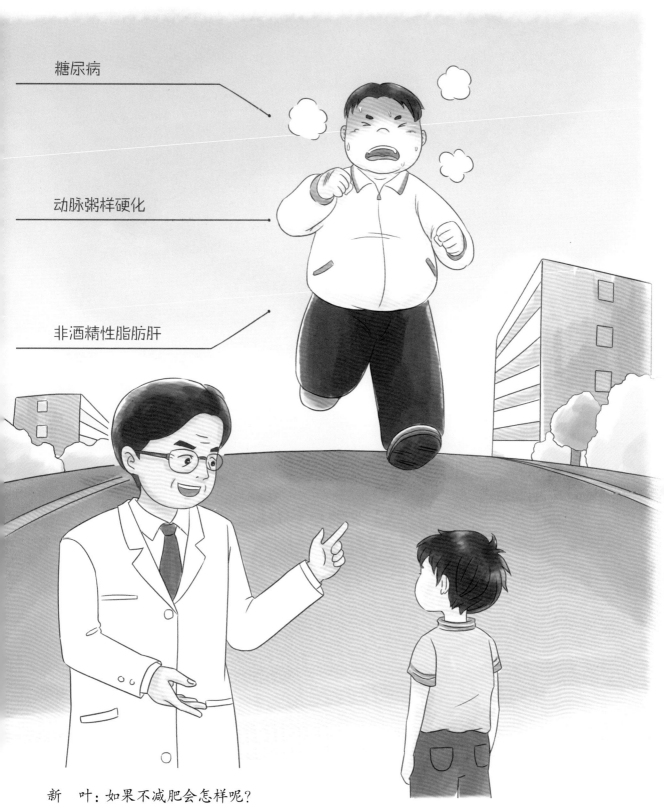

糖尿病

动脉粥样硬化

非酒精性脂肪肝

新　叶：如果不减肥会怎样呢？

王教授：肥胖常会伴发糖尿病、动脉粥样硬化和非酒精性脂肪肝等多种疾病，可
　　　　造成全身多部位、多器官的损伤。接下来，我带你进入脂肪组织内部看
　　　　一下。

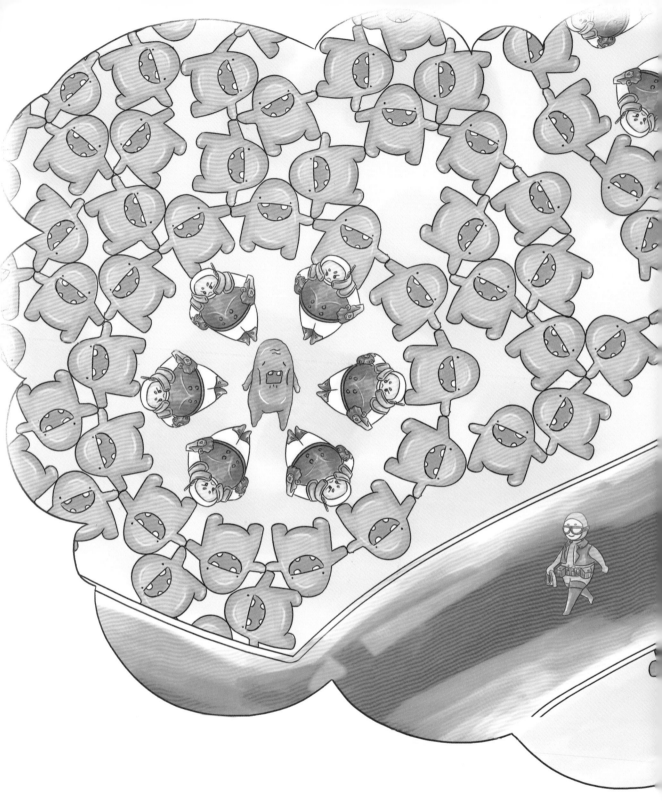

新　叶：王教授，你看！肥胖小朋友的脂肪中怎么会有这么多的"花环"啊？

王教授：你看得很仔细，这些像花环一样的东西被大家称为"皇冠样结构"，是肥胖小朋友脂肪组织中的一种特征结构。

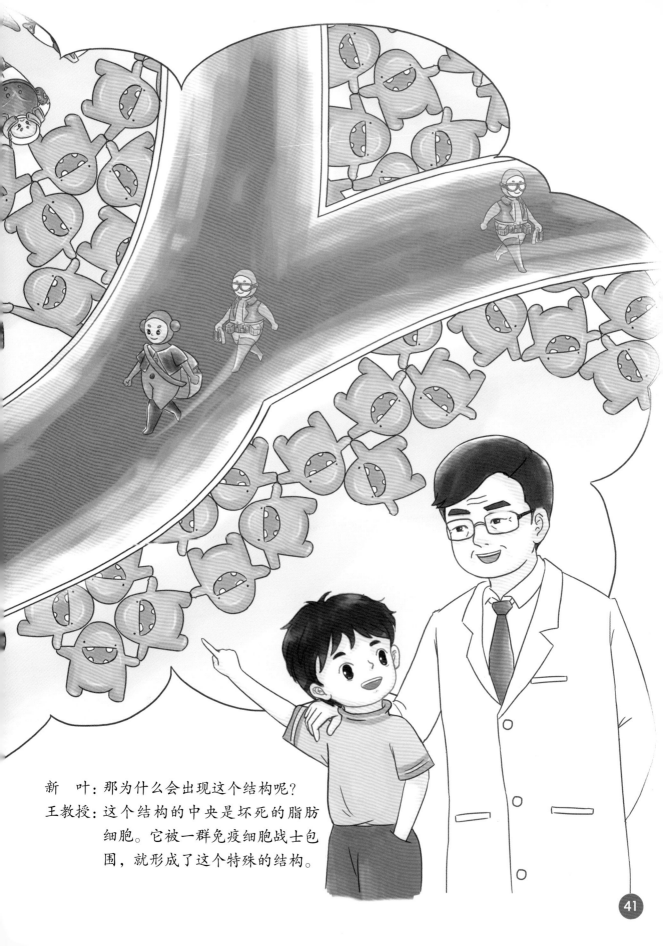

新　叶：那为什么会出现这个结构呢？

王教授：这个结构的中央是坏死的脂肪
　　　　细胞。它被一群免疫细胞战士包
　　　　围，就形成了这个特殊的结构。

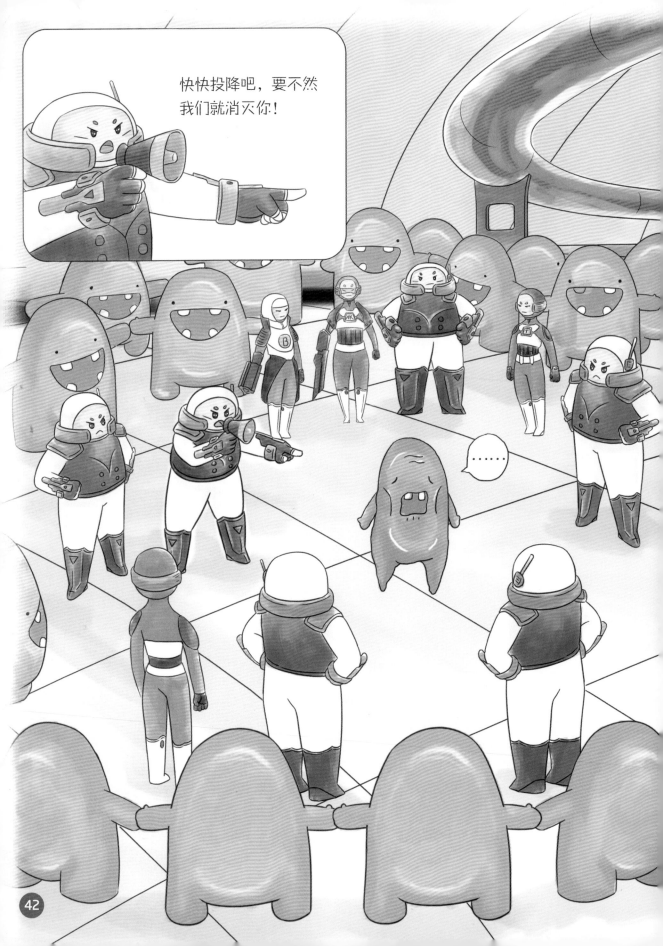

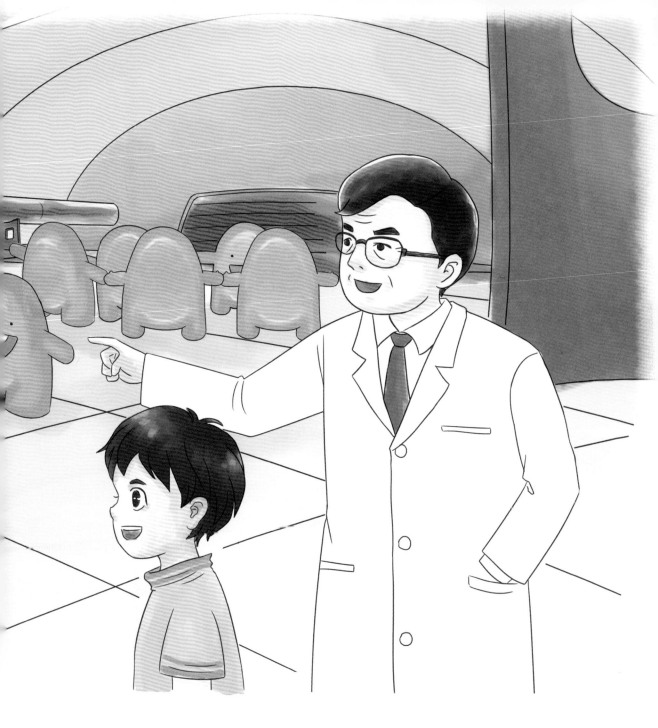

新　叶：这里的免疫细胞战士在干什么呢？

王教授：那些主要是巨噬细胞战士，它们正在尝试消灭坏死的脂肪细胞，清除这些坏掉的成分。

新　叶：消灭和清除坏掉的脂肪细胞？

王教授：正是这样，这对于维持脂肪组织的区域稳定和整个人体王国的和平都有重要的作用。

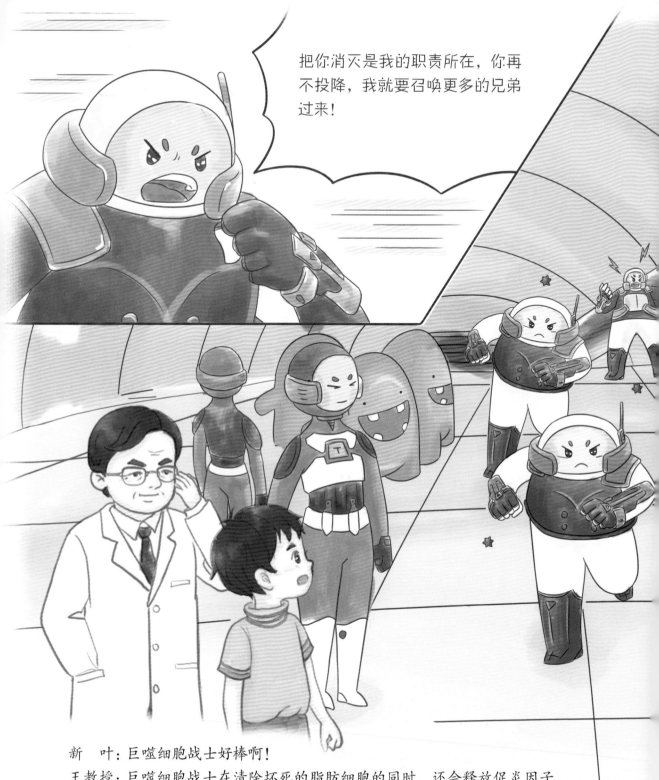

新　叶：巨噬细胞战士好棒啊！

王教授：巨噬细胞战士在清除坏死的脂肪细胞的同时，还会释放促炎因子。

新　叶：这些促炎因子是什么？有什么作用呢？

王教授：这些促炎因子的实质是一些细胞因子和趋化因子，它们作为信使，可以召集更多的巨噬细胞战士参与战斗。但这些促炎因子进入血液后，也会引发系统性炎症等多种疾病。

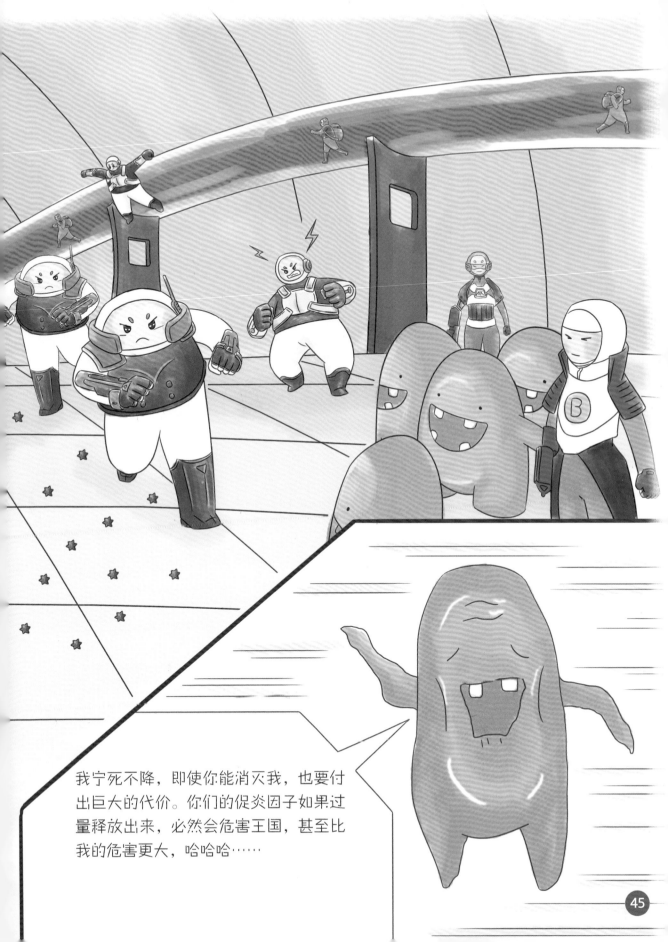

我宁死不降，即使你能消灭我，也要付出巨大的代价。你们的促炎因子如果过量释放出来，必然会危害王国，甚至比我的危害更大，哈哈哈……

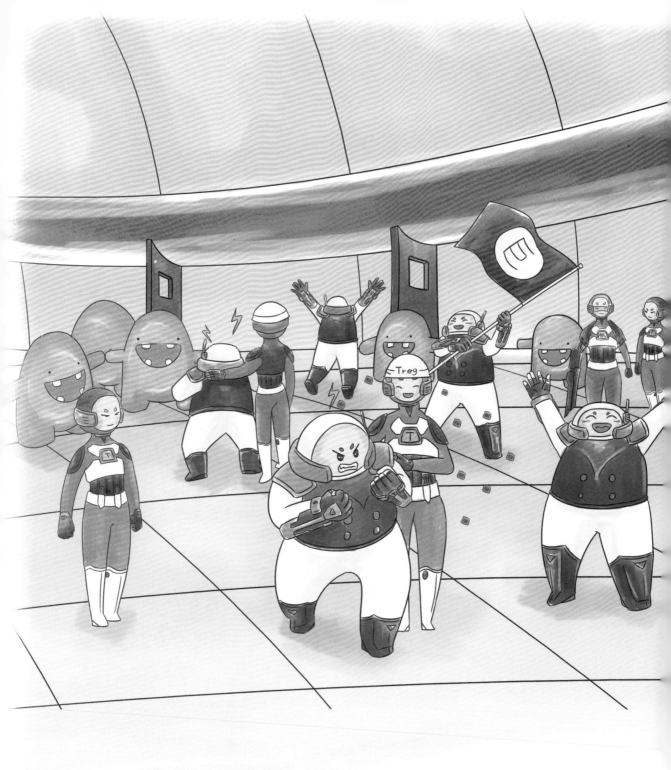

新　　叶：既然巨噬细胞战士也会分泌促炎因子，破坏稳定，这里是不是还有限制
　　　　　它们过度活化的方法呢？

王教授：那是当然的，调节性T细胞就能发挥这样的作用。

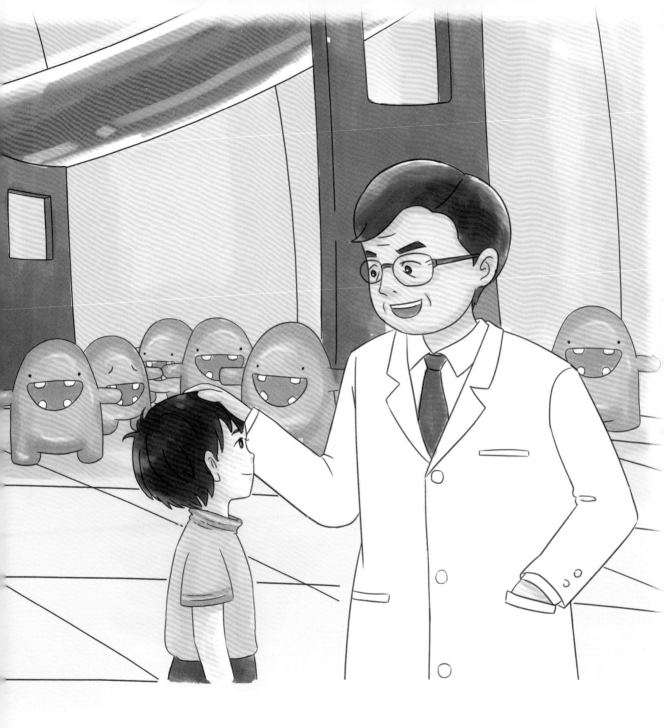

新　叶：人体内还有很多其他的免疫细胞战士，它们是不是也存在于这里呢？

王教授：除了巨噬细胞，T 细胞战士和 NK 细胞战士也在这里。肥胖小朋友的脂
　　　　肪组织中巨噬细胞战士的增多也常常伴随着它们的增多，并且还有很多
　　　　其他的免疫细胞战士也会出现在这里，这些有待于你们去进一步探索发
　　　　现哦！

新　叶：他们的脂肪组织居然这么复杂啊！

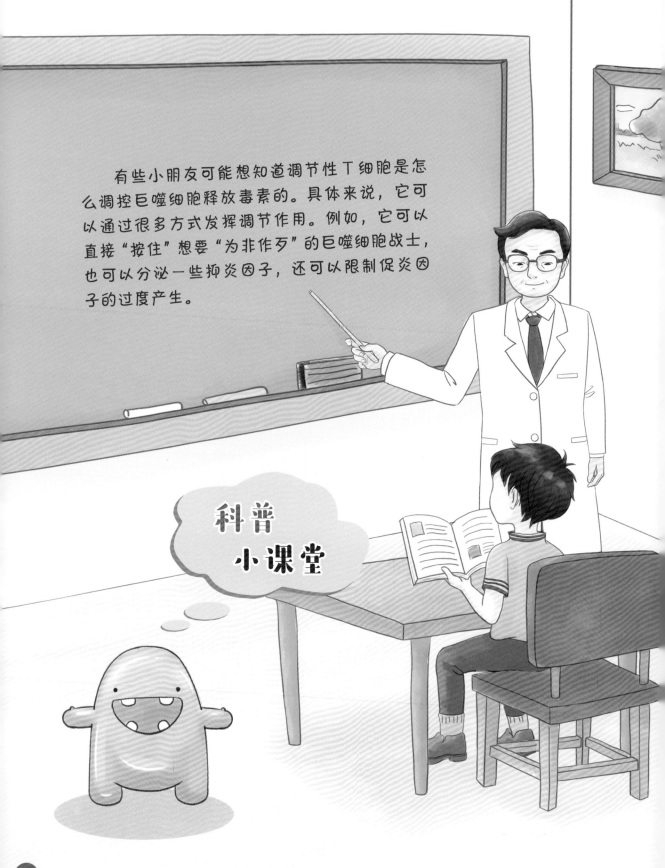

有些小朋友可能想知道调节性T细胞是怎么调控巨噬细胞释放毒素的。具体来说，它可以通过很多方式发挥调节作用。例如，它可以直接"按住"想要"为非作歹"的巨噬细胞战士，也可以分泌一些抑炎因子，还可以限制促炎因子的过度产生。

科普
小课堂

调皮的花粉宝宝

文／曹文静
图／赵义文　纪小红　朱航月

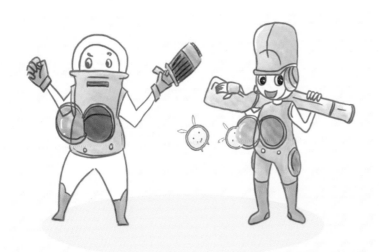

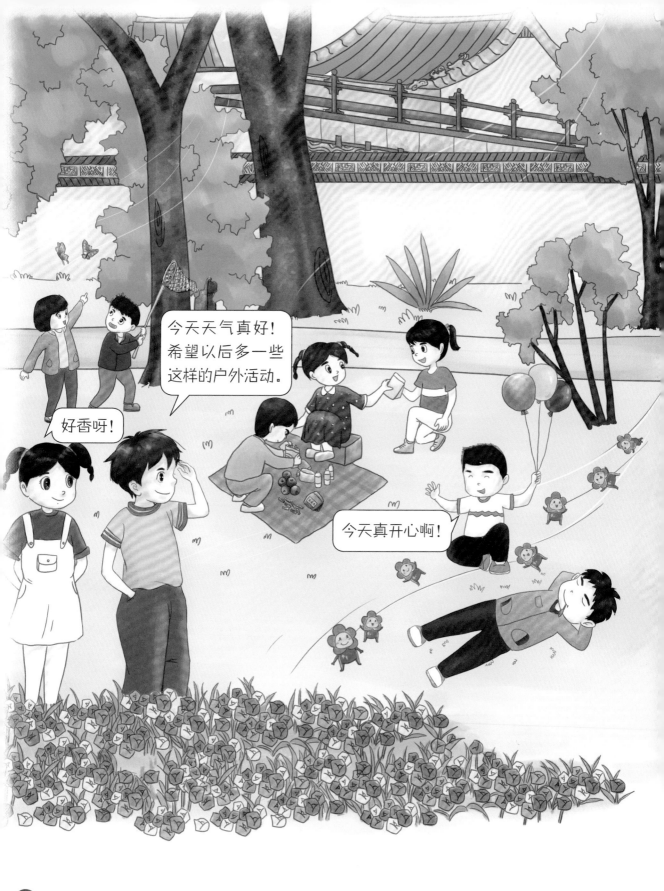

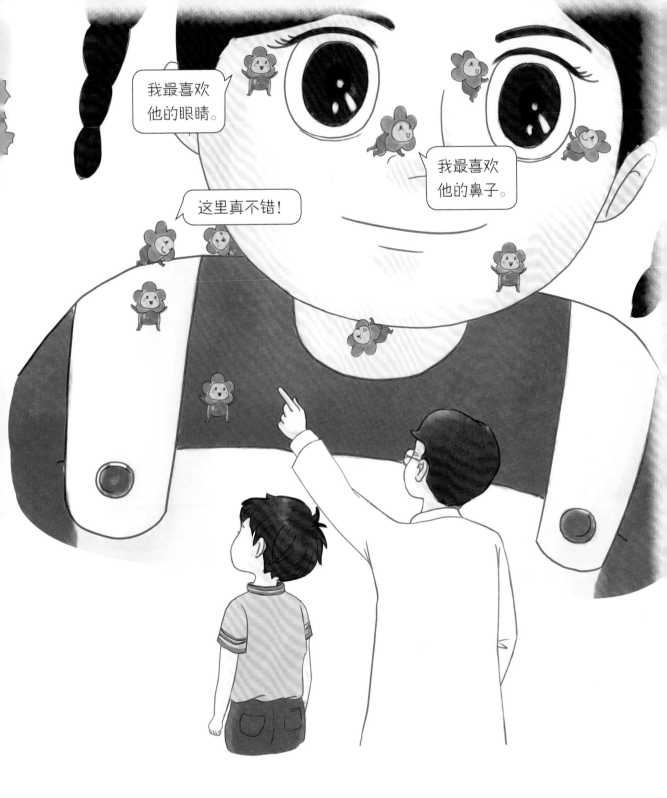

新　叶：王教授，人体王国新来的那些像花一样的小宝宝是谁啊？

王教授：它们是花粉宝宝。

新　叶：它们好可爱呀！

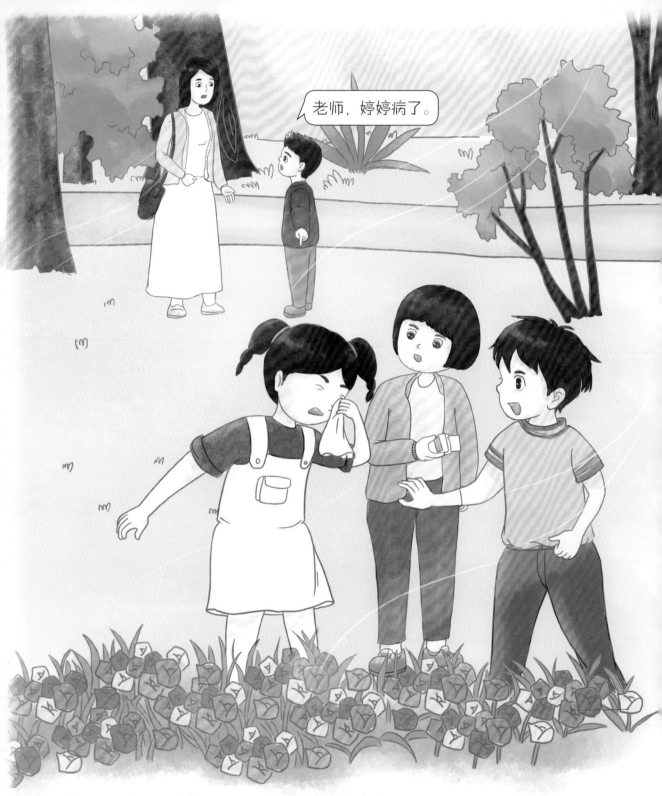

新　叶：婷婷，你怎么啦？为什么一直在打喷嚏？

婷　婷：我也不知道，就是觉得鼻子和眼睛痒痒的。

新　叶：我带你到王教授那里，让他帮你看一下吧！

婷　婷：好的！

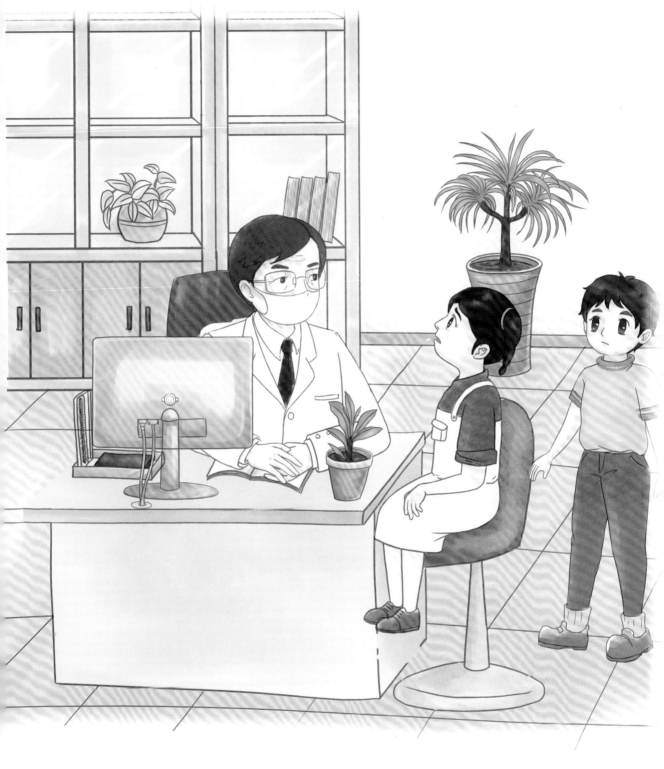

王教授：你们今天去哪里了？

新　叶：我们今天去北海公园春游了。

王教授：她这是花粉过敏了。

新　叶：花粉过敏？

王教授：走，我带你们到人体王国里看一下，你们就明白了。

人体在初次接触花粉时，花粉进入体内，随即激活体内的免疫系统，分泌大量的抗体，抗体附着在肥大细胞上。

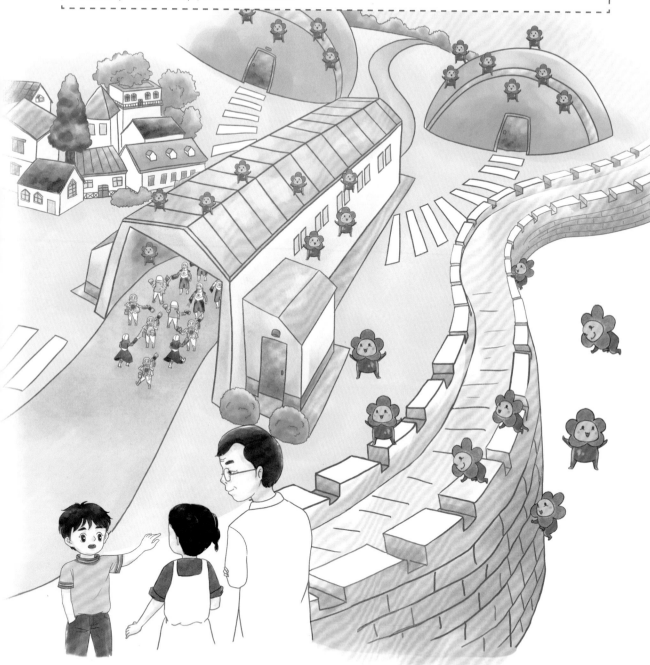

新　叶：王教授，你看那些附着在肥大细胞上的东西是什么呀？

王教授：那是抗体，这就是花粉第一次进入人体时，接触到 B 细胞战士所产生的反应。

新　叶：那它们会对人体造成伤害吗？

王教授：这一次不会，但是如果花粉再次进入人体的话，就有可能会的。

花粉再次进入人体后，花粉与抗体结合，造成肥大细胞和嗜碱性粒细胞分泌大量的组胺，导致毛细血管扩张、通透性增强、平滑肌收缩、黏液分泌，从而导致人体出现过敏症状。

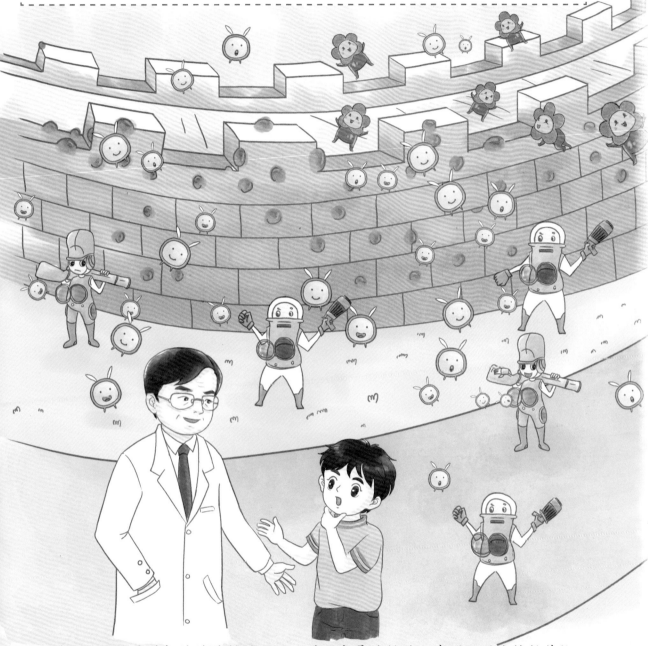

王教授：这就是引起婷婷过敏的原因。对于容易过敏的人来说，再次接触花粉，
　　　　就会出现像婷婷一样的症状。

新　叶：那我也接触花粉了，为什么没有反应呢？

王教授：这跟每个人的身体状况有关，并不是每个人都会出现过敏的。

新　叶：原来是这样啊！谢谢您，王教授。

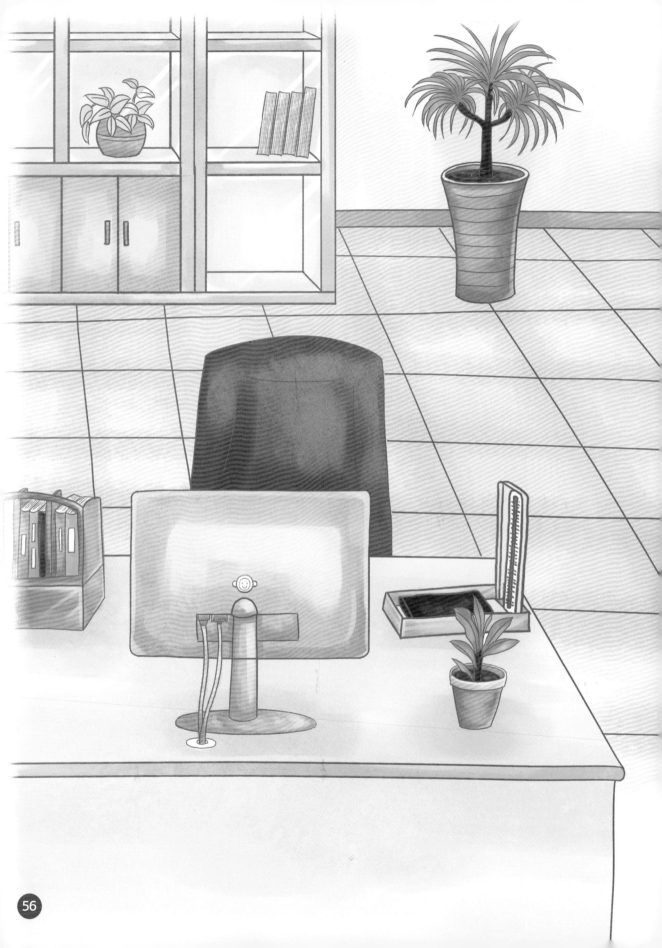

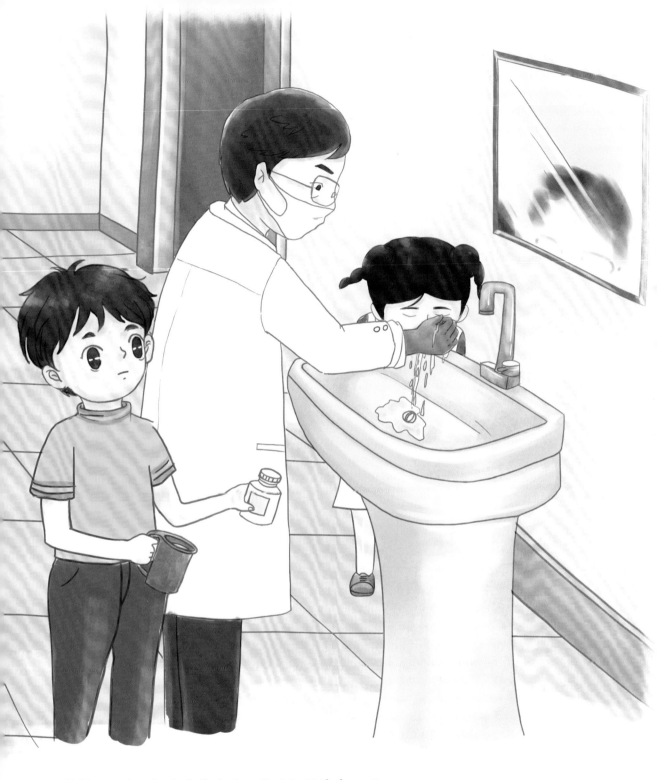

王教授：孩子，把这些药吃了，然后好好休息一下。

婷　婷：谢谢王教授！

新　叶：王教授，只有花粉会引起过敏吗？

王教授：不是的。空中飘的杨絮，吃的食物如牛奶、鱼、虾等，也可能会引起过敏。

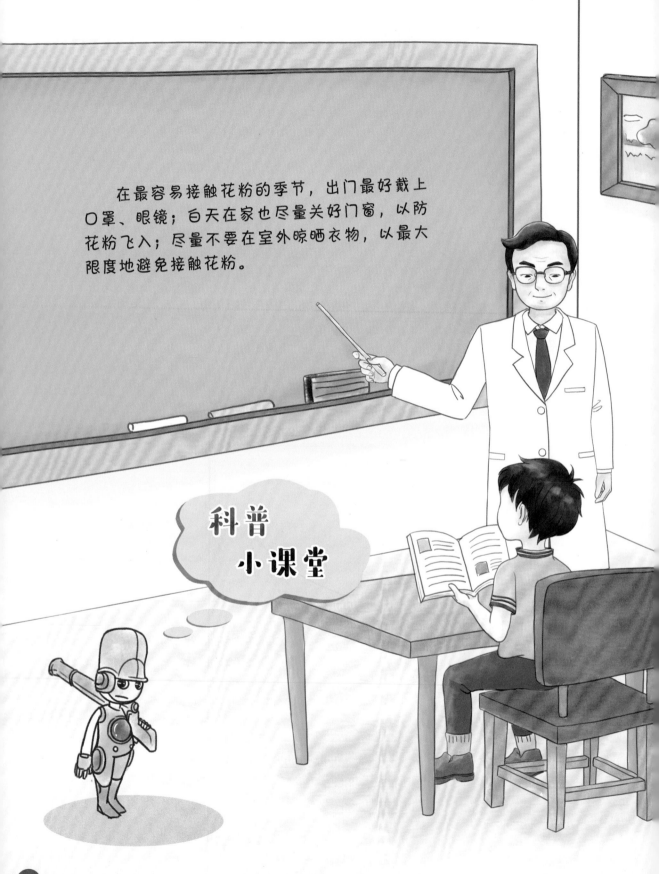

在最容易接触花粉的季节，出门最好戴上口罩、眼镜；白天在家也尽量关好门窗，以防花粉飞入；尽量不要在室外晾晒衣物，以最大限度地避免接触花粉。

科普
小课堂